BEI GRIN MACHT SICH IHR WISSEN BEZAHLT

- Wir veröffentlichen Ihre Hausarbeit,
  Bachelor- und Masterarbeit

- Ihr eigenes eBook und Buch -
  weltweit in allen wichtigen Shops

- Verdienen Sie an jedem Verkauf

**Jetzt bei www.GRIN.com hochladen
und kostenlos publizieren**

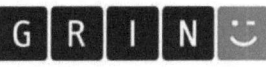

Gesundheitsförderung und Prävention im Betrieb. Analyse der Ausgangssituation und Handlungsansätze

GRIN ☺

Bibliografische Information der Deutschen Nationalbibliothek:

Die Deutsche Nationalbibliothek verzeichnet diese Publikation in der Deutschen Nationalbibliografie; detaillierte bibliografische Daten sind im Internet über http://dnb.d-nb.de abrufbar.

ISBN: 9783389038604
Dieses Buch ist auch als E-Book erhältlich.

© GRIN Publishing GmbH
Trappentreustraße 1
80339 München

Druck und Bindung: Books on Demand GmbH, Norderstedt Germany
Gedruckt auf säurefreiem Papier aus verantwortungsvollen Quellen

Das vorliegende Werk wurde sorgfältig erarbeitet. Dennoch übernehmen Autoren und Verlag für die Richtigkeit von Angaben, Hinweisen, Links und Ratschlägen sowie eventuelle Druckfehler keine Haftung.

Das Buch bei GRIN: https://www.grin.com/document/1481727

Deutsche Hochschule für
Prävention und Gesundheitsmanagement
Hermann-Neuberger-Sportschule 3
66123 Saarbrücken

Hausarbeit

Studiengang	Bachelor of Arts Gesundheitsmanagement
Studienmodul	Gesundheitsförderung und Prävention in Lebenswelten

Inhaltsverzeichnis

1 Analyse der gesundheitlichen Ausgangssituation im Setting „Betrieb"

Innerhalb des Themenbereiches „Gesundheitsförderung und Prävention in Lebenswelten" wird die folgende Analyse die gesundheitliche Ausgangssituation im Setting „Betrieb" darlegen. Zunächst wird der Wandel innerhalb der Arbeitswelt für Beschäftigte aufgezeigt sowie bestehende gesellschaftliche Unterschiede und Belastungen erläutert. Darauffolgt die Begründung für die Wichtigkeit der Gesundheitsförderung in Betrieben und mögliche Handlungsansätze.

1.1 Gesundheitsbezogene Datenlage

1.1.1 Der Wandel der Arbeitswelt

Seit Beginn der Menschheit ist die Form der Arbeit im Wandel. Der Mensch begann als Sammler und Jäger, bis Werkzeuge und Produkte hergestellt wurden und sich verschiedene Handwerkerberufe entwickelten. Im 19. Jahrhundert begann die Industrialisierung und die ersten Fabriken mit Fließbandarbeiten entstanden. Ende des 20- Jahrhunderts revolutionierte die Technologie unsere Arbeitswelt. Die Berufe wurden zu einer primär sitzenden Tätigkeit. Das Ausbrechen der Covid-19-Pandemie im Dezember 2019 hat die Arbeitsform des digitalem „Home-Office" durch einen Lockdown im März 2020 beschleunigt (Höfig & Schranner, 2020). Aktuell durchlebt unsere Arbeitswelt einen tiefgreifenden Strukturwandel. Die Arbeitswelt muss sich mit neuen Herausforderungen wie dem demografischen Wandel, der Globalisierung und dem Klimawandel, der Digitalisierung, dem Einsatz neuer Technologien und der damit einhergehenden Dynamik und Komplexität von Veränderungsprozessen beschäftigen und auseinandersetzen (Gellert, Kesselmann & Wilke, 2018).

Innerhalb Deutschlands wird der demografische Wandel und deren Auswirkungen für die Arbeitswelt erläutert. Die Bevölkerungspyramide in Deutschland ist von einer alternden Bevölkerung durch einen Anstieg der Lebenserwartung und einer nicht gleichzeitig steigenden Geburtenrate gekennzeichnet. Eine alternde Belegschaft ist geprägt durch die geburtenstarken Jahrgänge in den 1950er- und 1960er-Jahren. Dadurch werden in den kommenden Jahren mehr Berufstätige kurz vor dem Ruhestand stehen und zu einer alternden Belegschaft innerhalb des Betriebes führen, bei Gleichbleiben weniger jungen Berufstätigen. Nach einer Prognose wird sich die Altersstruktur innerhalb der Betriebe erst nach 2040 wieder verjüngen, da dann die geborene Generation aus den 1950er- und 1960er-Jahren die Arbeitswelt verlässt (Gellert et al., 2018). Bis dahin wird der berufsspezifischen Fachkräftemangel weiter voranschreiten. Auch eine stärkere Zuwanderung von qualifiziertem Personal aus dem Ausland oder die wachsende internationale Mobilität wird diesen Mangel nicht ausgleichen können.

Ein weiterer Wandel entsteht im Zuge der Globalisierung und des Klimawandels. Hierbei entstehen neue Vernetzungen innerhalb der Kommunikation und neue Strukturen in Wirtschaft und Arbeit. Im Zuge dessen steigt auch allmählich innerhalb der Industrieländer ein Bewusstsein für ein nachhaltigeres und ökologischeres Handeln und Wirtschaften (Klingbeil-Döring, 2020b).

Die Digitalisierung ist eines der Themen der derzeitigen Arbeitswelt. Durch Automatisierung, Informations- und Kommunikationstechnologien wird die virtuelle Struktur mit der physischen Welt verbunden. Des Weiteren hat die Digitalisierung entscheidende Einflüsse auf den gesellschaftlichen und kulturellen Wandlungsprozess. Durch die weltweite Vernetzung kommt es zu einem schnelleren Informationsaustausch zwischen Menschen, Nationen und Kulturen (Klingbeil-Döring, 2020a, 2020b).

Diese Faktoren nehmen Einfluss auf die Arbeitswelt und beschleunigen die Entstehung neuer Tätigkeitsfelder sowie Geschäftsmodelle. Somit werden allmählich strenge Hierarchien gebrochen, Arbeitszeitmodelle können flexibler gestaltet werden, die klassischen Büroarbeitsplätze werden vom „Homeoffice" und den digitalen Hilfsmitteln ergänzt und zum Teil abgelöst. Die Digitalisierung und die Globalisierung ermöglichen innerhalb der Arbeitswelt ein schnelleres Austauschen von Informationen unabhängig von Ort und Zeit. Frühere stumpfe Arbeiten am Fließband werden nun durch kostengünstigere Roboter ersetzt und können rund um die Uhr die Arbeit ausführen (Klingbeil-Döring, 2020a, 2020b).

Durch die digitale Arbeitswelt hat sich auch die Arbeitstätigkeit verändert. Die Berufe sind dominiert durch eine sitzende Tätigkeit und weniger von schwerer körperlicher Arbeit. Mit der digitalen Welt sind für Berufstätige und Unternehmen andere Gesundheitsrisiken verbunden, welche im darauffolgenden Kapitel erläutert werden.

1.1.2 Datenlage der Arbeits- und Gesundheitssituation

In diesem Kapitel wird die Datenlage der Arbeits- und Gesundheitssituation des Settings für Beschäftigte, welcher in einem vertraglichen Arbeitsverhältnis mit monatlicher Gehaltszahlung steht, beschrieben.

In den letzten Jahren prägt eine zunehmende Arbeitsbelastung und steigende Fehltage die Arbeitswelt. Die Aufrechterhaltung der Gesundheit der Beschäftigten und damit einhergehend der Erhalt der Arbeitskraft sowie eine Verhinderung von steigenden Kosten durch Arbeitsausfälle bei alternder Belegschaft wird immer bedeutender.

In der Pressemitteilung von 2019 veröffentlichte der AOK-Bundesverband, dass die Fehltage ihrer Versicherten von der berufsspezifischen Anforderung und der Stärke der körperlichen Belastung abhängig sind. Zum Beispiel zeigte sich, dass innerhalb des Dienstleistungssektors überdurchschnittlich viele Fehltage durch psychische Erkrankungen auftraten. Demnach stiegen die Fehltage 2018 um 2,7 % im Vergleich zum Vorjahr (Göpner-Reinecke, 2019). Bei einer Befragung der GEDA 2014/2015-EHIS zeigte sich, dass rund ein Fünftel der Beschäftigten gesundheitsgefährdende Arbeitsbedingungen wahrnehmen. Hierbei waren Frauen mit 18,6 % deutlich seltener betroffen als Männer mit 27,0 % (Robert Koch-Institut [RKI], 2017c).

Dragano, Wahrendorf, Müller und Lunau (2016) konnten einen Unterschied zwischen Arbeitsbelastungen und Berufsklassen feststellen. Somit sind Beschäftigte, welche eine niedrige Qualifizierung vorweisen, häufiger starken Belastungen innerhalb des Arbeitsalltags ausgesetzt. Daraus resultiert, dass „gesundheitlich belastende Arbeitsbedingungen einen Anteil an der Ausprägung sozial ungleicher Gesundheitschancen in der Bevölkerung haben" (Dragano et al., 2016). Des Weiteren konnte ein Bezug zwischen der sitzenden Tätigkeit und dem Bildungsstatus festgestellt werden. Die Befragung zeigt, je höher der Bildungsabschluss und je höher das Einkommen, desto länger ist die sitzende Tätigkeit während der Arbeit (Froböse & Wallann-Sperlich, 2021).

Bei niedrig qualifizierten Beschäftigten sind Männer primär in manuellen Berufen und Frauen in einfachen Angestelltenverhältnissen vertreten. In Bezug auf gesundheitliche Belastungen sind Männer und Frauen innerhalb der niedrig qualifizierten Beschäftigten unterschiedlich betroffen. Demnach leiden Männer häufiger von arbeitsbedingten und psychosozialen Belastungen als Frauen (Dragano et al., 2016).

Das Wissenschaftliches Institut der AOK [WIdO] (2014) stellte fest, dass es deutliche Unterschiede zwischen Männern und Frauen in Bezug auf verschiedene Krankheitsgruppen gibt. Im Jahr 2013 sind Männer von Krankheiten des Muskel-Skelett-

Systems und des Bindegewebes (Männer mit 23,0 % und Frauen mit 20,2 %) sowie Verletzungen (Männer mit 13,7 % und Frauen mit 8,1 %) häufiger betroffen. Hingegen sind Frauen mehr von Krankheiten des Atmungssystems (Frauen mit 14,4 % und Männer mit 12,7 %) und psychischen Erkrankungen (Frauen mit 12,8% und Männer mit 7,5 %) betroffen. Tendenziell sind die Krankheiten, welche zu Arbeitsunfähigkeitstagen führten, gesunken. Zum Beispiel sank bei Frauen der Anteil von Krankheiten des Muskel-Skelett-Systems von 22,6 % im Jahr 2007 auf 20,2 % im Jahr 2013.

Jedoch ist bei psychischen Erkrankungen ein Anstieg zu erkennen. Demnach stieg der Anteil bei Frauen von 10,9 % im Jahr 2007 auf 12,8 % im Jahr 2013 und bei Männern von 6,3 % im Jahr 2007 auf 7,5 % im Jahr 2013. Bei den Arbeitsunfähigkeitstage (kurz: AU-Tage) durch psychische Erkrankungen (F00-F99) in Deutschland nach Geschlechtern in den Jahren 1997 bis 2020 ist ein deutlicher Anstieg zu erkennen (siehe Abb.1). Im Jahr 2010 hatten Frauen 216,4 AU-Tage auf 100 Versichertenjahre (kurz: VJ), Männer 129,7 AU-Tage auf 100 VJ und insgesamt 169,6 AU-Tage auf 100 VJ. Zum Vergleich lagen im Jahr 2020 Frauen bei 337,9 AU-Tage auf 100 VJ, Männer bei 202 AU-Tage auf 100 VJ und insgesamt 264,6 AU-Tage auf 100 VJ (Statista, 2022).

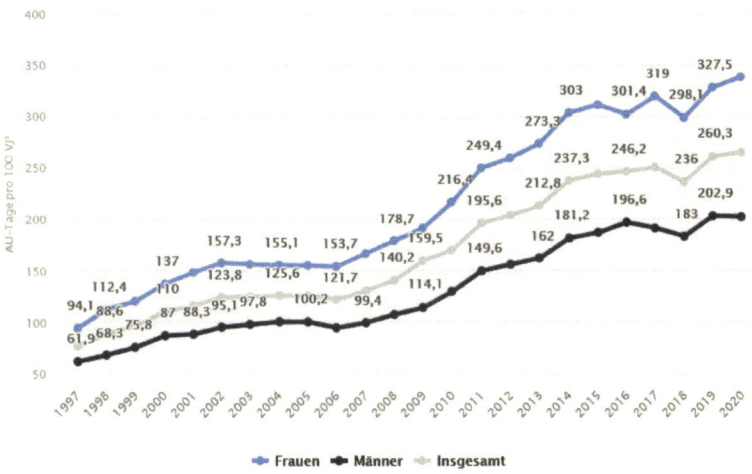

Abb. 1: Arbeitsunfähigkeitstage aufgrund psychischer Erkrankungen in Deutschland nach Geschlecht in den Jahren 1997 bis 2020 (Statista, 2022)

Im Zuge der verschiedenen Krankheitsbilder verdeutlicht der Gesundheitsbericht des RKI (2017a), wie dominierend die sitzende Tätigkeit in unserer Arbeitswelt geworden ist. Dies bestätigt der Report von Froböse und Wallann-Sperlich (2021). Hierbei kam heraus, dass die Befragten im Durchschnitt 8,5 Stunden pro Werktag sitzen, dies ist eine Stunde länger als 2018. Bei den jungen Erwachsenen lag der Wert bei 10,5 Stunden pro Werktag, jedoch wird im Gegensatz zu den Älteren das lange Sitzen häufiger durch mehr körperliche Aktivität ausgeglichen. Seit der Covid-19-Pandemie sind viele Beschäftigte im Homeoffice. Demnach unterbrechen nur 73 % der Befragten im Homeoffice maximal zweimal pro Stunde das Sitzen. Schlussendlich, in Bezug auf das dominierende Homeoffice verstärkt durch die Covid-19-Pandemie, sitzen Menschen im Homeoffice mehr. Als Vergleich saßen die Deutschen im Jahr 2018 450 Minuten (Median) und im Jahr 2021 510 Minuten (Median) (Froböse & Wallann-Sperlich, 2021).

Das hat zur Folge, dass langanhaltendes Sitzen ein entscheidender Risikofaktor für nichtübertragbare Erkrankungen, wie Herz-Kreislauf-Erkrankungen, Krebserkrankungen oder Diabetes mellitus Typ 2, wird. Nach Schätzungen erhöht sich das Risiko der allgemeinen Sterblichkeit bei Erwachsenen mit jeder Stunde sitzender Tätigkeit am Tag um 2 % (Chau et al., 2013; van Uffelen et al., 2010).

Es lassen sich nicht nur soziale und geschlechterspezifische Unterschiede bei Berufstätigen feststellen, sondern auch regionale Unterschiede auf die Einschätzung von gesundheitsschädlichen Arbeitsbedingungen. „Rund 20 % der erwerbstätigen Frauen und Männer gehen davon aus, dass ihre Gesundheit durch ihre berufliche Tätigkeit stark oder sehr stark gefährdet ist" (RKI, 2012, S.1). Auffällig ist auch, dass Frauen in den östlichen Bundesländern dies häufiger angeben als Frauen in südlichen Bundesländern. In den östlichen Bundesländern liegt der durchschnittliche Wert bei 24,5 % und im Vergleich zu zum Beispiel Bayern bei 15,7 % (RKI, 2012).

Abschließend konnte ein enger Zusammenhang zwischen körperlicher und psychischer Belastung bei der Arbeit und dem Auftreten von Krankheiten und Beschwerden (Lohmann-Haislah, 2012), Arbeitsunfällen (Rommel, Varnaccia, Lahmann, Kottner & Kroll, 2016) , Arbeitsunfähigkeit (Bödeker, 2000) und Frühberentung (Brussing, 2014; Dragano, 2007) sowie ein erhöhtes Mortalitätsrisiko (Kivimäki et al., 2002; Kroh, Neiss, Kroll & Lampert, 2012) festgestellt werden. Es folgen jeweils Beispiele für diese arbeitsbedingten Belastungen bei sitzender Tätigkeit.

1.1.3 Arbeitsbedingte körperliche Belastungen

Zu den Belastungen für Berufstätigen ist der Bewegungsmangel. Hierbei verbringen 47,5 % der Frauen und 47,2 % der Männer ihre Arbeitszeit hauptsächlich im Sitzen oder im Stehen (RKI, 2017a). Meist treiben Beschäftigte, die in ihrem Arbeitsalltag körperlich inaktiver sind, in ihrer Freizeit vermehrt Sport, jedoch kann diese die fehlende Bewegung über den Tag nicht ausgleichen. Die Weltgesundheitsorganisation empfiehlt eine mäßig aerobe körperliche Aktivität von 150 Minuten pro Woche. Mehr als die Hälfte der erwachsenen Bevölkerung bewegen sich weniger als die empfohlene körperliche Aktivität pro Woche. Dadurch wird die Entstehung einer Vielzahl an nichtübertragbaren Erkrankungen befördert, wie Herz-Kreislauf-Erkrankungen, Stoffwechselerkrankungen oder Muskel-Skelett-Erkrankungen. Die körperliche Inaktivität spielt im Hinblick auf die steigenden Gesundheitskosten durch Arbeitsausfälle und Erkrankungen eine Rolle und verdeutlicht die Wichtigkeit von bewegungsfördernden Maßnahmen bei Beschäftigten (Finger, Tylleskär, Lampert & Mensink, 2012; Hoebel, Finger, Kuntz & Lampert, 2016; RKI, 2017a, 2017b).

Ein weiteres Beispiel ist meist einhergehend mit dem Bewegungsmangel, das permanente Sitzen. Das Sitzen ist ebenfalls eine körperliche Belastung. Die World Health Organization (2010) bezeichnet sitzende und zurückgelehnte Tätigkeit mit mangelnder körperlicher Aktivität und einem geringen Energieverbrauch auch als sedentäres Verhalten. Das sedentäres Verhalten im Berufsleben begünstigt die Entstehung von Rückenschmerzen (Ministerium für Arbeit, Gesundheit und Soziales des Landes Nordrhein-Westfalen, 2008, S. 14). Wie durch Bewegungsmangel befördert auch das sedentäre Verhalten das Risiko für Herz-Kreislauf-Erkrankungen, Stoffwechselerkrankungen und Muskel-Skelett-Erkrankungen und führt sogar zu einer steigenden vorzeitigen Mortalität (Booth, Roberts & Laye, 2012).

1.1.4 Arbeitsbedingte psychische Belastungen

In der heutigen Arbeitswelt sind psychische Belastungen keine Seltenheit mehr. In einem Projekt der Bundesanstalt für Arbeitsschutz und Arbeitsmedizin [BAuA] (2017) wurde über drei Jahre in Bezug auf psychische Belastungsfaktoren die neuen Arbeitsanforderungen durch den Wandel der Arbeit und Wissenslücken zu Belastungskonstellationen untersucht. Schlussendlich wurde festgestellt, dass sich mit dem Problem kaum jemand beschäftigt. Das Thema „psychische Belastungen im Betrieb" ist trotz steigender öffentlicher Aufmerksamkeit weiterhin ein Tabuthema. In einer Studie äußerten die Teilnehmer, dass ein Missverhältnis bei psychischen Erkrankungen innerhalb des Betriebs entsteht. Demnach fühlen sich die betrieblichen Verantwortlichen für diese Art der Erkrankungen nicht zuständig, da eine arbeitsbedingte Ursache schwer ersichtlich sei (BAuA, 2017, S. 94-95).

Es folgen Beispiele, die den Bezug zur sitzenden Tätigkeit aufzeigen. Der hohe Anspruch an ständiger Aufmerksamkeit und Konzentration kann belastend sein. Dies gehört mit 30,1 % zu der Hauptbelastung bei Beschäftigten. Zu der zweit stärksten psychischen

Belastung gehört der erhöhte Termin- und Leistungsdruck auf Berufstätige mit 29,8 % (Zok, 2010). Innerhalb eines Interviews mit Präventionsexperten von der BAuA (2017, S. 93) wurde am häufigsten angeführt, dass ein Zusammenhang zwischen der Arbeitsverdichtung und dem Leistungsdruck mit betrieblichen Umstrukturierungen, Kostensenkungsmaßnahmen, gestörten Abläufen und ausgedünntem Personalbestand besteht. Unternehmen müssen bei anwesenden Mitarbeitern mit psychischen Vorerkrankungen, wie Depression, durchschnittlich mit einer Verringerung der Produktivität um 37 % rechnen (Baase, 2007). Diese Faktoren steigern die Wahrscheinlichkeit auf gesundheitliche Beeinträchtigungen und können auch zur Arbeitsunfähigkeit führen. Nicht unüblich sind weitere begleitende Beschwerden wie allgemeine Erschöpfung und Reizbarkeit (Zok, 2010). Zudem konnte im Rahmen der psychosozialen Belastung ein Zusammenhang mit dem Auftreten von Rückenschmerzen in einigen Studien nach gewiesen werden (Bamberg, Ducki & Metz, 2011; Linton & Tulder, 2001).

In dem Bericht von Froböse und Wallann-Sperlich (2021) wird die Auswirkung auf das Wohlbefinden wie folgt beschrieben „Je höher der Anteil des Homeoffice, desto häufiger geben Personen negative Veränderungen des sozialen und geistigen Wohlbefindens an". Das soziale und geistige Wohlbefinden bei der Arbeit im Homeoffice schätzen Frauen mit 69 % schlechter ein als Männer mit 56 % (Froböse & Wallann-Sperlich, 2021, S. 45).

1.1.5 Begründung für die Gesundheitsförderung innerhalb des Settings

Beschäftigte verbringen durchschnittlich 60,0 % ihrer Tageszeit am Arbeitsplatz. (Landesinstitut für Gesundheit und Arbeit des Landes Nordrhein-Westfalen, 2011, S. 74). Für eine Gesundheitsförderung sprechen die oben genannten arbeitsbedingten Belastungen innerhalb einer sitzenden Tätigkeit. Sowohl die körperlichen als auch die psychischen Belastungen haben enorme Auswirkungen auf Fehl- und Krankentage. Durch eine Verbesserung der Mitarbeitergesundheit können ökonomische Schäden im Betrieb, im Gesundheitswesen und in der Wirtschaft verursacht durch Krankheitstage reduziert werden. Ein Beispiel in Bezug auf Rückenschmerzen, zeigt der Bericht der Bundesanstalt für Arbeitsschutz und Arbeitsmedizin (2021, S. 2). Durch Erkrankungen des Muskel-Skelett-Systems, nach Diagnosegruppe M00 bis M99, fallen jährlich 158,8 Millionen Arbeitsunfähigkeitstage (22,3 %) an. Die Produktionsausfallkosten betragen 19,5 Milliarden Euro (das entspricht 0,6 % des Bruttonationaleinkommens). Die AOK Bayern (2021) veröffentlichte in ihrem Bericht, dass Rückenschmerzen und weitere Muskel-Skelett-Erkrankungen bei den erwerbstätigen Versicherten zu den meisten

Fehltagen führte und diese für ein Viertel aller Fehltage beziehungsweise für 3,1 Millionen Fehltage verantwortlich sind.

Miteinhergehenden gesundheitsförderlichen Maßnahmen für Beschäftigte steigt deren Gesundheit und diese ist eine wichtige Ressource für eine konstante und qualitative Produktivität und Wettbewerbsfähigkeit für das Unternehmen. Demnach entstehen durch eine betriebliche Gesundheitsförderung, betrieblicher Nutzen, wie zum Beispiel die Verbesserung der Arbeitsleistung, Arbeitsmoral und Arbeitsmotivation oder eine Verringerung der Fluktuation. Ebenfalls resultieren daraus gesundheitliche Vorteile für die Beschäftigten, wie zum Beispiel die Verbesserung von Gesundheit und Wohlbefinden, Reduktion von physischen und psychischen Belastungsfaktoren oder einer Steigerung des individuellen gesundheitsförderlichen Verhaltens (Morsch, 2021, S. 199).

Zusammengefasst kann ein Betrieb durch Gesundheitsförderung den arbeitsbedingten körperlichen und psychischen Belastungen für Beschäftigte entgegenwirken. Dadurch steigt die Ressource „Gesundheit", wodurch zum einen die Qualität der auszurichtenden Arbeit, die Arbeitszufriedenheit und Arbeitsleistung steigt und zum anderen Fehl- und Krankentage sowie ökonomische Schäden für Betrieb, Gesundheitswesen und der Wirtschaft reduziert werden.

1.2 Ableitung und Begründung von drei Handlungsansätzen

Basierend auf der vorherigen Analyse werden nun die folgenden drei Handlungsansätze für das Setting „Betrieb" für Beschäftigte mit einer sitzenden Tätigkeit anhand von Studien und Interventionsbeispielen begründet.

Tab. 1: Übersicht der drei Handlungsansätze mit wissenschaftlicher Begründung (eigene Darstellung)

Handlungs-ansatz	Begründung für den jeweiligen Handlungsansatz
1) Förderung gesundheits-wirksamer körperlicher Aktivität am Arbeitsplatz	Der erste Handlungsansatz dient der Förderung einer gesundheitswirksamen körperlichen Aktivität innerhalb des Betriebs. In der Studie von Taylor et al. (2010) wurde eine 15 minütige Arbeitspause mit Bewegungssequenzen über 6 Monate durchgeführt. Die Anwesenheit lag zwischen 76 % und 86 %. Das Ergebnis zeigte, dass die Teilnehmer ihren HDL-Cholesterinspiegel signifikant verbesserten und durchschnittlich 14 Pfund abnahmen. Innerhalb einer Hochschule wurde die Intervention „Aktivepause-Plus" an Studierenden mit sitzender Tätigkeit durchgeführt. Dabei wurde ein Bewegungsprogramm mit einer niedrigschwellige Bewegungsform von bis zu 20 Minuten über 10 Wochen gewählt. Es zeigten sich signifikant positive Entwicklungen auf die Intention, Selbstwirksamkeit, Planungstiefe und soziale Unterstützung. Eine Aufrechterhaltung und Anpassung der Programme an spezielle Zielgruppen wurde als ratsam betitelt (Schüler-Hammer, Deurer & Woll, 2020). Die umfassende Literaturrecherche von Pronk (2009) bestätigt, dass durch körperliche Aktivität am Arbeitsplatz die Gesundheit der Beschäftigten gesteigert werden kann. Die Ergebnisse mehrerer Studien zeigten, dass es zu einer Verbesserung des Gesundheitszustandes, zur Verringerung von Fehlzeiten und Krankheitsausfällen kam und sich positiv auf die finanziellen Ressourcen des Unternehmens auswirkte. Empfehlenswert seien zudem ein vielseitigeres Angebot an sportlichen Programmen. Innerhalb der betrieblichen Strukturen sollen Räumlichkeiten und Geräte angeschafft werden, die die Möglichkeiten schaffen, sich körperlich zu bewegen. Vorab soll für die Beschäftigten ein individueller Trainingsplan für 15 bis 20 Minuten erstellt werden.
2) Vermittlung von Wissen in dem Betrieb durch externe Experten	Der zweite Handlungsansatz dient der Vermittlung von Wissen über körperliche Aktivität, gesunde Ernährung und psychische Gesundheit. Die Wissensvermittlung soll innerhalb der Betriebe durch Vorträge von externen Experten und durch das Verteilen von Informationsbroschüren stattfinden. Die Studie von Lippke, Fleig, Wiedemann und Schwarzer (2015) untersucht die Lebensstilveränderung durch ein computergestütztes gesundheitsförderndes Programm am Arbeitsplatz. Zusammengefasst konnte durch die Intervention die Mitarbeitermotivation, die Planung, die soziale Unterstützung und der Lebensstil der Mitarbeiter positiv unterstützt werden. Beschäftigte mit einer langanhaltenden sitzenden Tätigkeit haben durch häufigen Bewegungsmangel ein erhöhtes Risiko für Rückenschmerzen. Die einjährige prospektive Studie von Symonds, Burton, Tillotson und Main (1995) wurde in drei unterschiedlichen Fabriken durchgeführt und zeigt die Wirkungsweise von Informationsbroschüren. Die Broschüre beinhaltete Informationen, wie negative Einstellungen reduziert und der Umgang mit Rückenschmerzen verbessert werden können. Dadurch sollten die

Handlungs-ansatz	Begründung für den jeweiligen Handlungsansatz
	Beschäftigten bestärkt werden, selbst körperlich aktiv zu werden. Die Ergebnisse zeigten eine signifikante Verringerung der Zahl der Kranken- und Fehltage sowohl in der Studie unterteilten „anfänglichen" und „zusätzlichen" Phase (um -70 % bzw. -60 %).
3) Steigerung der psychischen Gesundheit der Beschäftigte in einem Betrieb	Der dritte Handlungsansatz beschäftigt sich mit der „Steigerung der psychischen Gesundheit der Beschäftigten in einem Betrieb". Psychische Störungen liegen bei den meisten Krankenkassen in der Krankheitsartenstatistik bezüglich der Arbeitsunfähigkeitstage auf Platz 4 (Lademann, Mertesacker & Gebhardt, 2006). Durch eine psychische Störung, wie eine Depression, kann die Produktivität der Mitarbeiter um 37 % verringert sein (Baase, 2007). Eine Möglichkeit der Prävention und der Steigerung der psychischen Gesundheit ist die Stressbewältigung. Die Metaanalyse von van der Klink, Blonk, Schene und van Dijk (2001) überprüfte die Wirksamkeit von Maßnahmen zur Verringerung von Stress in Betrieben. Die höchsten Effekte wurden im Bereich der Beschwerden der psychologischen Ressourcen, der Reaktionen und der wahrgenommenen Qualität des Arbeitslebens erzielt. Schlussendlich sind Interventionen, besonders kognitiv-behaviorale, zur Stressbewältigung wirksam. Die Studie von Carrington et al. (1980) kam zum Ergebnis, dass durch Mediations- und Entspannungstechniken eine klinische Verbesserung der selbstberichteten Stresssymptome nachgewiesen wurden. Eine sechsmonatige Studie von Toivanen, Länsimies, Jokela und Hänninen (1993) erfasste die arbeitsbedingte Belastung und untersuchte die Auswirkungen von täglicher Entspannung bei Reinigungskräften und Bankangestellten. Die Entspannungsmethode dauerte 15 Minuten und konnte am Arbeitsplatz als Pause durchgeführt werden. Die Übungen zur Tiefenentspannung normalisierten die Herzfrequenzvariabilität und verbesserten die Bewältigungsfähigkeit. Wie im ersten Handlungsansatz sollen räumliche und zeitliche Strukturen sowie Geräte eingerichtet werden, die es den Beschäftigten ermöglicht Entspannungsübungen während der Arbeitszeit zu praktizieren. Vorab soll durch einen externen Trainer über mehrere Wochen den Beschäftigten Übungen und Methoden zur Entspannung beigebracht werden.

2 Recherche „Modellprojekt"

In der folgenden Recherche wird ein durchgeführtes Modellprojekt innerhalb des Settings „Betrieb" vorgestellt. Berücksichtigt wurden der „Good-Practice-Ansatz" um die Eignung des Projektes hinsichtlich der Ziele, Inhalte, Methoden und Ergebnisse zu beurteilen. Im Anschluss erfolgt ein Projektfazit.

Tab. 2: Übersicht der Recherche "Modellprojekt im Setting Betrieb" von Busch et al. (2015) (eigene Darstellung)

Titel Modellprojekt	Entwicklung und Evaluation eines Gesundheitsförderungsprogramms für Un- und Angelernte unter besonderer Berücksichtigung der Transfersicherung mit Fokus auf Ressourcen- und Stressmanagement (kurz: ReSuM) (Busch et al., 2015)
Projektlaufzeit	• 03/2006–07/2009
Projektträger/ Initiatoren	• Arbeits- und Organisationspsychologie • Fachbereich Psychologie/Fakultät 4 Universität Hamburg • AOK • Betriebsärztliche Ausbildung bei der Ärztekammer Berlin • Akademie für Arbeitsmedizin und Gesundheitsschutz
Institut	• Arbeits- und Organisationspsychologie, Universität Hamburg • Beuth Hochschule für Technik, Berlin • Sport- und Bewegungsmedizin, Universität Hamburg
Hintergrund	Die Arbeitswelt ist ideal für eine gesamtheitliche Gesundheitsförderung, bei der Arbeitnehmer von unterschiedlicher sozialer Lage profitieren. Durch ein Gesundheitsförderungsprogramm können die Gesundheitschancen, auch sozial Benachteiligter, verbessert werden.
Ziele	Das wesentliche Projektziel „war die Entwicklung und Evaluation eines betrieblichen Gesundheitsförderungsprogramms mit dem Fokus auf Ressourcen- und Stressmanagement". Mit einer Herausforderung in der Transfersicherung, der Entwicklung und Durchführung einer umfassenden Evaluationsstrategie.
Aufbau	• Umfasst vier dreistündige Sitzungen für das Team
Inhalte und Methoden	Für die Projektausführung wurde das Multiplikationskonzept gewählt. Das Projekt wurde für und mit Präventionsanbieter als Multiplikator entwickelt. Innerhalb des Projekts wurde die „Teamintervention gewählt, um verschiedene transferrelevante Aspekte" zu behandeln. Dafür sprach, dass alle Personen teilnehmen, auch die, die sich alleine nicht dafür entschieden hätten. Zudem liefert der geschützte soziale Raum eine günstige Lernatmosphäre und fördert den Transfer in den Alltag. Die Teamarbeit selbst wird zugleich auch zu einem Interventionsthema. Ebenfalls werden die Führungskräfte durch eine Schulung mit eingebunden. Zu den Inhalten für Führungskräfte gehören: • Durchführung von Teamsitzungen für gemeinsame Problemlösungsprozesse • Schulung von Anerkennung und wertschätzender Führung Zu den Inhalten für Beschäftigte gehören: • Teamarbeit • Bewegung: Förderung von Ausgleichsbewegungen im Arbeitsalltag und in der Freizeit; Bewegungsmangel und die Entstehung chronischer Erkrankungen • Work-Life Balance: Reflexion von Balance in verschiedenen Lebensbereichen, Entwicklungsperspektiven und -plänen

	Aufteilung der Teaminterventionen:
	Teammodul 1: „Kopf und Körper gut in Form"
	• Reflexion des eigenen Ressourcen- und Stressmanagements
	• Bewegung in der Freizeit fördern
	Teammodul 2: „Wir fühlen uns wohl"
	• Reflexion der Teamarbeit und ihrer Ressourcen
	• Soziale Ressourcen der Teamarbeit fördern
	• Ausgleichsbewegungen bei der Arbeit einüben
	Teammodul 3: „Wir lösen Probleme"
	• Sammlung aktueller Probleme bei der Arbeit
	• Gemeinsames Problemlösen im Team üben
	• Ausgleichsbewegungen üben
	Teammodul 4: „Mein Leben im Griff"
	• Reflexion verschiedener Lebensbereiche
	• Individuelle Zielsetzung und Handlungsplanung üben zur besseren Work-Life-Balance
	• Ausgleichsbewegungen üben
Evaluation	Das Projekt beinhaltet zwei zeitlich aufeinanderfolgende Untersuchungsphasen. Hierbei wurden in den Untersuchungsphasen Ergebnis- und Prozessevaluation mit drei Messzeitpunkten durchgeführt.
	1. formative Evaluationsphase: Prozessevaluation
	• Das Modul 2 wurde am besten von den Teilnehmern bewertet
	2.summative Evaluationsphase: Ergebnisevaluation
	• „Die Qualität der Teamarbeit und die geschlechter sowie kulturelle Diversität der Teams variierte stark zwischen den Branchen und beeinflusste die Wirkungen des Konzepts auf programmnahe Variablen."
	• Kleine Effekte sind auf die betriebliche Stressmanagementintervention zu erwarten
Ergebnisse/ Schluss- folgerungen des Projektes	Wirtschaftlichkeit:
	• Ausgleich des Zeitbedarfs der Teilnehmer durch eine doppelt so hohen Zugewinn an produktiver Zeit, um die regulären Kosten der Intervention zu decken
	Transfer in die Regelversorgung
	• ReSuM ist bei vielen Präventionsanbietern integriert
	• AOK schult deutschlandweit Koordinatoren für betriebliche Gesundheitsförderung
	Schlussfolgernd ist ReSuM ein evaluiertes Multiplikatorenkonzept für Ressourcen- und Stressmanagement. Das Projekt wurde erfolgreich in die Regelversorgung durch die Krankenkassen und Betriebsärzte integriert. Das Projekt wurde zu einem detaillierten Programmmanual entwickelt. Die Herausforderung in der Praxis bleibt bei der inner- und überbetrieblichen Zusammenarbeit der Akteure für Gesundheitsförderung.
Literaturquelle	Busch, C., Ducki, A., Bamberg, E., Roscher, S., Clasen, J., Kalytta, T. et al. (2015). Entwicklung und Evaluation eines Gesundheitsförderungspro- gramms für Un- und Angelernte unter besonderer Berücksichtigung der Transfersicherung.

3 Bewertung des Modellprojektes

Mit Hilfe des „Good-Practice-Ansatz" kann die Wirksamkeit der Gesundheitsförderung innerhalb eines Settings besser beurteilt werden.

3.1 Good-Practice-Kriterien

Tab. 3: Übersicht der Bewertung der Good-Practice-Kriterien (eigene Darstellung)

Good-Practice-Kriterien	Umsetzung
Zielgruppenbezug	Das Kriterium ist klar dargestellt. Demnach findet die Intervention innerhalb des Settings „Arbeitswelt" für Arbeitgeber und Arbeitnehmer (Un- und Angelernte) statt, um einen positiven Einfluss auf die Gesundheit des Einzelnen zu erhalten unabhängig von der sozialen Lage der Einzelnen.
Konzeption	Das Kriterium „Konzeption" wird erfüllt. Die Ziele sind mit dem Hintergrund der Förderung des Ressourcen- und Stressmanagements klar definiert. Der Wirkungsweg erfolgt mit Hilfe des Multiplikationskonzept.
Setting-Ansatz	Das Kriterium „Setting-Ansatz" wird gesundheitsgerechter gestaltet. Demnach werden innerhalb des Teammoduls Inhalte zur Teamarbeit, zur Bewegung und zur Work-Life-Balance bearbeitet. Innerhalb des Settings „Betrieb" sollen die Mitarbeiter durch das Programm ihr eigenes Ressourcen- und Stressmanagement reflektieren und bewusst durch die Teammodule verbessern.
Empowerment	Das Kriterium „Empowerment" wird durch die verschiedenen Teammodule in Gruppenarbeit mit unterschiedlichen Themenbereichen umgesetzt. Zum Beispiel wie im Teammodul 3 die eigene Zusammenarbeit reflektiert und aktuelle Probleme bei der Arbeit zusammengetragen werden. Ziel ist es diese durch die Module die betriebliche Zusammenarbeit zu verbessern.
Partizipation	Das Kriterium „Partizipation" wird umgesetzt, da die Beschäftigten innerhalb der Teammodule gemeinsam an Problem arbeiten und Strategien für eine Lösung entwickeln.
Niedrigschwellige Arbeitsweise	Das Kriterium wird erfüllt, da darauf geachtet wird, dass Zugangshürden vermieden werden. Alle Personen innerhalb eines Betriebes werden angesprochen, auch die, die sich aus eigenen Stücken nicht dafür entschieden hätten. Des Weiteren werden ein geschützter sozialer Raum und eine günstige Lernatmosphäre geschaffen. ReSuM trägt zu einer Verbesserung der Teamarbeit bei geringer Motivation bei und es werden selbstgewählte innerbetriebliche Probleme bearbeitet.
Multiplikatorenkonzept	Das Modellprojekt basiert auf dem Multiplikatorenkonzept und wurde für und mit Präventionsanbieter entwickelt.

Nachhaltigkeit	Das Kriterium wird nicht klar definiert. Durch regelmäßige Umfragen und Anpassungen innerhalb der Modulinhalte an aktuelle Kenntnisse und Gegebenheiten kann eine Weiterentwicklung ermöglicht werden
Integriertes Handeln	Eine klare Integration des Projektes in kommunale und andere komplexe Strategien wird nicht beschrieben. Jedoch wurde das Projekt in die Regelversorgung durch die Krankenkassen und Betriebsärzte integriert.
Qualitäts- management	Es gibt keine konkreten Angaben bei der Anwendung von Methoden zur Qualitätsentwicklung. Durch einen Qualitätszirkel (drei Dimensionen: Struktur; - Prozess; - und Ergebnisqualität) könnte die Qualitätsentwicklung des Projektes überprüft und verbessert werden.
Dokumentation & Evaluation	Das Kriterium wird erfüllt, denn innerhalb des Projektes erfolgen zwei Untersuchungsphasen. Diese sind unterteilt in die formative und summative Evaluationsphasen mit drei unterschiedlichen Messzeitpunkten.
Belege für Wirkung und Kosten	Eindeutige Kosten des Projektes sind nicht dargelegt worden. In Bezug auf die Wirtschaftlichkeit ist der „Ausgleich des Zeitbedarfs der Teilnehmer durch einen doppelt so hohen Zugewinn an produktiver Zeit, um die regulären Kosten der Intervention zu decken (siehe Tab. 2)". Für eine Aufrechterhaltung der Gesundheitsförderung muss stetig an einer inner- und überbetrieblichen Zusammenarbeit gearbeitet werden. Durch Darlegen von Kosten und Umfragen bei Teilnehmern kann transparenter die Wirkung des Projektes vermittelt werden.

3.2 Schlussfolgerung für die Praxis

Das Projekt kann anhand unterschiedlicher Aspekte beurteilt werden. Hierzu zählen zum Beispiel die Dokumentations, Problemlöse,- und Planungsfähigkeit, das Fachwissen und Teamgeist. Innerhalb der Wissensvermittlung wird den Teilnehmern Fachwissen im Bereich des Ressourcen- und Stressmanagements, sowie im Bereich der Bewegung und Work-Life-Balance vermittelt. Dieser Teil ist ein wichtiger Aspekt für eine gesundheitsfördernde Veränderung in den beruflichen und privaten Strukturen. Die beruflichen Strukturen müssen einen gesundheitsförderlichen Arbeitsplatz hinsichtlich Bewegung und Teamgeist ermöglichen. Im Bereich der Förderung der Teamarbeit im Teammodul 4 wird sowohl die Eigeninitiative der Mitarbeiter gefordert als auch Probleme intern und extern besprochen und idealerweise gelöst. Der Aspekt der Dokumentationsfähigkeit erfüllt das Projekt, da es zwei Evaluationsphasen und drei verschiedene Messzeitpunkte hat.

Die erarbeiteten Punkte müssen während der Teammodule umgesetzt und angenommen werden. Ein regelmäßiges Wiederholen der Teammodule würde die eigene Reflexion aller Teilnehmer fördern. Im betrieblichen Zusammenhang können durch das regelmäßige Bearbeiten der vorgegebenen Teammodule die Kommunikation des

Betriebes verbessert werden. Hierbei werden gemeinsam Probleme analysiert und gelöst sowie die Teamzusammenarbeit gefördert. Zudem müssen klare Inhalte für die Module kommuniziert werden, um das Projekt ganzheitlich umsetzen zu können.

In den betrieblichen Strukturen müssen weitere gesundheitsförderliche Möglichkeiten für die Mitarbeiter geschaffen werden. Zum Beispiel können externe Anbieter durch Vorträge oder Gruppenarbeiten Themen, wie eine gesunde Ernährung, Stressmanagement oder Bewegung, vermitteln.

Abschließend müssen gesundheitsförderliche Projekte weiterhin in Betrieben integriert werden, um die Gesundheit der Beschäftigten zu fördern und aufrecht zu erhalten, die Arbeitsunfähigkeitstage zu reduzieren und anfallenden Kosten für Unternehmen und Krankenkassen gering zu halten.

4 Literaturverzeichnis

AOK Bayern. (2021). *Jeder Fünfte geht wegen Rückenschmerzen zum Arzt. AOK Bayern - Die Gesundheitskasse.* München. Zugriff am 20.11.2021. Verfügbar unter: https://www.aok.de/pk/bayern/inhalt/jeder-fuenfte-geht-wegen-rueckenschmerzen-zum-arzt/

Baase, C. (2007). Auswirkungen chronischer Krankheiten auf Arbeitsproduktivität und Absentismus und daraus resultierende Kosten für die Betriebe. In B. Badura, H. Schellschmidt & C. Vetter (Hrsg.), *Fehlzeitenreport 2006* (S. 45–59). Heidelberg: Springer.

Bamberg, E., Ducki, A. & Metz, A.-M. (Hrsg.). (2011). *Gesundheitsförderung und Gesundheitsmanagement in der Arbeitswel. Ein Handbuch.* Göttingen: Hogrefe.

Bödeker, W. (2000). *Der Einfluss arbeitsbedingter Belastungen auf das diagnosenspezifische Arbeitsunfähigkeitsgeschehen. Sozial- und Praventivmedizin.* Sozial- und Praventivmedizin.

Booth, F. W., Roberts, C. K. & Laye, M. J. (2012). lack of exercise is a major cause of chronic diseases. *Comprehensive Physiology, 2*(2), S. 1143–1211. Verfügbar unter: https://doi.org/10.1002/cphy.c110025

Brussing, M. (2014). Arbeitsbelastungen und Flexibilisierung des Renteneintritts. In B. Badura, A. Ducki, H. Schröder & M. Brussig (Hrsg.), *Arbeitsbelastungen und Flexibilisierung des Renteneintritts* (S. 201-210). Springer Berlin Heidelberg.

Bundesanstalt für Arbeitsschutz und Arbeitsmedizin. (2017). Psychische Gesundheit in der Arbeitswelt - Wissenschaftliche Standortbestimmung. Zugriff am 03.02.2022. Verfügbar unter: https://www.baua.de/DE/Angebote/Publikationen/Berichte/Psychische-Gesundheit.pdf?__blob=publicationFile

Bundesanstalt für Arbeitsschutz und Arbeitsmedizin. (2021, Februar). Volkswirtschaftliche Kosten durch Arbeitsunfähigkeit 2019. Zugriff am 20.11.2021. Verfügbar unter: https://www.baua.de/DE/Themen/Arbeitswelt-und-Arbeitsschutz-im-Wandel/Arbeitsweltberichterstattung/Kosten-der-AU/pdf/Kosten-2019.pdf?__blob=publicationFile&v=4

Busch, C., Ducki, A., Bamberg, E., Roscher, S., Clasen, J., Kalytta, T. et al. (2015). Entwicklung und Evaluation eines Gesundheitsförderungsprogramms für Un- und Angelernte unter besonderer Berücksichtigung der Transfersicherung. *Gesundheitswesen (Bundesverband der Ärzte des Offentlichen Gesundheitsdienstes*

(Germany)) [Development and Evaluation of a Health Promotion Programme for Low-Qualified Workers with Special Attention to Transfer], *77 Suppl 1*, S. 129-30. https://doi.org/10.1055/s-0033-1334893

Carrington, P., Collings, G. H., Benson, H., Robinson, H., Wood, L. W., Lehrer, P. M. et al. (1980). The use of meditation--relaxation techniques for the management of stress in a working population. *Journal of Occupational Medicine. : Official Publication of the Industrial Medical Association, 22*(4), 221–231. Retrieved from https://pubmed.ncbi.nlm.nih.gov/6988553/

Chau, J. Y., Grunseit, A. C., Chey, T., Stamatakis, E., Brown, W. J., Matthews, C. E. et al. (2013). Daily Sitting Time and All-Cause Mortality: A Meta-Analysis. *PloS one, 8*(11). https://doi.org/10.1371/journal.pone.0080000

Dragano, N. (2007). *Arbeit, Stress und krankheitsbedingte Frührenten. Zusammenhänge aus theoretischer und empirischer Sicht* (1. Aufl.). Zugl.: Düsseldorf, Univ., Diss. u.d.T.: Dragano, Nico: Psychosoziale Arbeitsbelastungen und krankheitsbedingte Frührenten. s.l.: VS Verlag für Sozialwissenschaften (GWV). Zugriff am 21.01.2022. Verfügbar unter: https://link.springer.com/content/pdf/bfm%3A978-3-531-90515-0%2F1.pdf

Dragano, N., Wahrendorf, M., Müller, K. & Lunau, T. (2016). Arbeit und gesundheitliche Ungleichheit : Die ungleiche Verteilung von Arbeitsbelastungen in Deutschland und Europa. *Bundesgesundheitsblatt - Gesundheitsforschung - Gesundheitsschutz* [Work and health inequalities: The unequal distribution of exposures at work in Germany and Europe], *59*(2), 217–227. https://doi.org/10.1007/s00103-015-2281-8

Finger, J. D., Tylleskär, T., Lampert, T. & Mensink, G. B. M. (2012). Physical activity patterns and socioeconomic position: the German National Health Interview and Examination Survey 1998 (GNHIES98). *BMC Public Health, 12*(1), 1079. https://doi.org/10.1186/1471-2458-12-1079

Froböse, I. & Wallann-Sperlich, B. (2021). *Der DKV-Report 2021. Wie gesund lebt Deutschland?* Köln: Institut für Bewegungstherapie und bewegungsorientierte Prävention und Rehabilitation der Deutschen Sporthochschule Köln.

Gellert, F. J., Kesselmann, M. & Wilke, C. B. (2018). Arbeitswelt im Wandel. *Prävention und Gesundheitsförderung, 13*(1), 12–17. https://doi.org/10.1007/s11553-017-0611-4

AOK-Bundesverband. (2019). *Krankheitsbedingte Fehlzeiten hängen stark vom Beruf ab*. Berlin. Zugriff am 21.01.2022. Verfügbar unter: https://www.aok-bv.de/presse/pressemitteilungen/2019/index_21853.html

Hoebel, J., Finger, J. D., Kuntz, B. & Lampert, T. (2016). Sozioökonomische Unterschiede in der körperlich-sportlichen Aktivität von Erwerbstätigen im mittleren Lebensalter : Welche Rolle spielen Bildung, Beruf und Einkommen? *Bundesgesundheitsblatt - Gesundheitsforschung - Gesundheitsschutz* [Socioeconomic differences in physical activity in the middle-aged working population: The role of education, occupation, and income], *59*(2), 188–196. https://doi.org/10.1007/s00103-015-2278-3

Höfig, A. & Schranner, M. (2020, 8. April). Arbeit und Arbeitsmarkt: Geschichte der Arbeit. *Bayerischer Rundfunk*. Zugriff am 21.01.2022. Verfügbar unter: https://www.br.de/alphalernen/faecher/wirtschaft-und-arbeit/arbeit-geschichte100.html#n1

Kivimäki, M., Leino-Arjas, P., Luukkonen, R., Riihimäki, H., Vahtera, J. & Kirjonen, J. (2002). Work stress and risk of cardiovascular mortality: prospective cohort study of industrial employees. *BMJ (Clinical Research Ed.)*, *325*(7369), 857. https://doi.org/10.1136/bmj.325.7369.857

Klingbeil-Döring, W. (2020a, 1. September). Digitalisierung und der Arbeitsmarkt. *Bundeszentrale für politische Bildung*. Zugriff am 21.01.2022. Verfügbar unter: https://www.bpb.de/politik/innenpolitik/arbeitsmarktpolitik/316908/digitalisierung-und-arbeitsmarkt

Klingbeil-Döring, W. (2020b, 1. September). Technischer Fortschritt und Industrie 4.0. *Bundeszentrale für politische Bildung*. Zugriff am 21.01.2022. Verfügbar unter: https://www.bpb.de/politik/innenpolitik/arbeitsmarktpolitik/315869/technischer-fortschritt-und-industrie-4-0

Kroh, M., Neiss, H., Kroll, L. & Lampert, T. (2012). Menschen mit hohen Einkommen leben länger. *DIW Wochenbericht*, (38). Zugriff am 21.01.2022. Verfügbar unter: https://www.diw.de/documents/publikationen/73/diw_01.c.408361.de/12-38-1.pdf

Lademann, J., Mertesacker, H. & Gebhardt, B. (2006). Psychische Erkrankungen im Fokus der Gesundheitsreporte der Krankenkassen Kostenfreier Download. *Psychotherapeutenjournal*, *2*, 123–129.

Gesundheit durch Bewegung fördern. Empfehlungen für Wissenschaft und Praxis. (2011) (LIGA.Fokus, Bd. 12). Düsseldorf: Landesinst. für Gesundheit und Arbeit des Landes Nordrhein-Westfalen. Zugriff am 30.01.2022. Verfügbar unter:

https://www.lzg.nrw.de/_php/login/dl.php?u=/_media/pdf/liga-fokus/LIGA_Fokus_12.pdf

Linton, S. J. & Tulder, M. W. v. (2001). Preventive interventions for back and neck pain problems: what is the evidence? *Spine, 26*(7), 778–787.

Lippke, S., Fleig, L., Wiedemann, A. U. & Schwarzer, R. (2015). A Computerized Lifestyle Application to Promote Multiple Health Behaviors at the Workplace: Testing Its Behavioral and Psychological Effects. *Journal of Medical Internet Research, 17*(10), e225. https://doi.org/10.2196/jmir.4486

Lohmann-Haislah, A. (Hrsg.). (2012). *Stressreport Deutschland 2012. Psychische Anforderungen, Ressourcen und Befinden.* Dortmund: Bundesanstalt für Arbeitsschutz und Arbeitsmedizin. Zugriff am 21.01.2022. Verfügbar unter: https://www.baua.de/DE/Angebote/Publikationen/Berichte/Gd68.pdf?__blob=public ationFile

Ministerium für Arbeit, Gesundheit und Soziales des Landes Nordrhein-Westfalen. (2008). *Gesundheitsbericht Spezial. Rückengesundheit fördern und verbessern. Dokumentation der Fachtagung zu einem der zehn Gesundheitsziele im Land Nordrhein-Westfalen.* Düsseldorf. Zugriff am 21.11.2021. Verfügbar unter: https://www.lzg.nrw.de/_php/login/dl.php?u=/_media/pdf/ges_bericht/gesundheitsbe richte-nrw-spezial/gesundheit-spezial_band-5_rueckengesundheit.pdf

Morsch, A. (2021). *Studienbrief "Gesundheitsförderung und Prävention in Lebenswelten"* (rev.26.048.000). Saarbrücken: Deutsche Hochschule für Prävention und Gesundheitsmanagement.

Pronk, N. P. (2009). Physical Activity Promotion in Business and Industry: Evidence, Context, and Recommendations for a National Plan. *Journal of Physical Activity & Health, 6*(s2), S220-S235. https://doi.org/10.1123/jpah.6.s2.s220

Robert Koch-Institut. (2012). GEDA 2012 - Faktenblatt. Ergebnisse der Studie »Gesundheit in Deutschland aktuell 2012. Zugriff am 22.01.2022. Verfügbar unter: https://www.rki.de/DE/Content/Gesundheitsmonitoring/Gesundheitsberichterstattung /GBEDownloadsF/Geda2012/Gesundheitsschaedigende_Arbeitsbedingungen.pdf?__ blob=publicationFile

Robert Koch-Institut. (2017a). *Arbeitsbezogene körperliche Aktivität bei Erwachsenen in Deutschland* (Robert Koch-Institut, Hrsg.). Berlin. Zugriff am 04.01.2022. Verfügbar unter: https://www.rki.de/DE/Content/Gesundheitsmonitoring/Gesundheitsberichterstattung

/GBEDownloadsJ/FactSheets/JoHM_2017_02_arbeitsbezogene_koerperliche_Aktivi
taet.pdf?__blob=publicationFile https://doi.org/10.17886/RKI-GBE-2017-026

Robert Koch-Institut. (2017b). *Gesundheitsfördernde körperliche Aktivität in der Freizeit bei Erwachsenen in Deutschland.* Zugriff am 27.01.2022. Verfügbar unter: https://www.rki.de/DE/Content/Gesundheitsmonitoring/Gesundheitsberichterstattung /GBEDownloadsJ/FactSheets/JoHM_2017_02_gesundheitsfoerdernde_koerperliche_ Aktivitaet.pdf?__blob=publicationFile https://doi.org/10.17886/RKI-GBE-2017-027

Robert Koch-Institut. (2017c). *Wahrnehmung gesundheitsgefährdender Arbeitsbedingungen in Deutschland.* Zugriff am 21.01.2022. Verfügbar unter: https://www.rki.de/DE/Content/Gesundheitsmonitoring/Gesundheitsberichterstattung /GBEDownloadsJ/FactSheets/JoHM_04_2017_Gesundheitsgefaehrdende_Arbeitsbe dingungen.pdf?__blob=publicationFile https://doi.org/10.17886/RKI-GBE-2017-121

Rommel, A., Varnaccia, G., Lahmann, N., Kottner, J. & Kroll, L. E. (2016). Occupational Injuries in Germany: Population-Wide National Survey Data Emphasize the Importance of Work-Related Factors. *PLOS ONE, 11*(2), e0148798. https://doi.org/10.1371/journal.pone.0148798

Schüler-Hammer, S., Deurer, Y. & Woll, A. (2020). Steigerung der körperlichen Aktivität am Arbeitsplatz. *Prävention und Gesundheitsförderung, 15*(4), 378–384. https://doi.org/10.1007/s11553-020-00758-0

Statista. (2022, 29. Mai). *AU-Tage aufgrund psychischer Erkrankungen in Deutschland nach Geschlecht bis 2020 | Statista.* Zugriff am 29.05.2022. Verfügbar unter: https://de.statista.com/statistik/daten/studie/254192/umfrage/entwicklung-der-au- tage-aufgrund-psychischer-erkrankungen-nach-geschlecht/

Symonds, T. L., Burton, A. K., Tillotson, K. M. & Main, C. J. (1995). Absence resulting from low back trouble can be reduced by psychosocial intervention at the work place. *Spine, 20*(24), 2738–2745. https://doi.org/10.1097/00007632- 199512150-00016

Taylor, W. C., Shegog, R., Chen, V., Rempel, D. M., Baun, M. P., Bush, C. L. et al. (2010). The Booster Break program: description and feasibility test of a worksite physical activity daily practice. *Work (Reading, Mass.), 37*(4), 433–443. https://doi.org/10.3233/WOR-2010-1097

Toivanen, H., Länsimies, E., Jokela, V. & Hänninen, O. (1993). Impact of regular relaxation training on the cardiac autonomic nervous system of hospital cleaners and bank employees. *Scandinavian Journal of Work, Environment & Health, 19*(5), 319– 325. https://doi.org/10.5271/sjweh.1468

Van der Klink, J. J., Blonk, R. W., Schene, A. H. & van Dijk, F. J. (2001). The benefits of interventions for work-related stress. *American Journal of Public Health*, *91*(2), 270–276. https://doi.org/10.2105/ajph.91.2.270

Van Uffelen, J. G. Z., Wong, J., Chau, J. Y., van der Ploeg, H. P., Riphagen, I., Gilson, N. D. et al. (2010). Occupational Sitting and Health Risks. *American journal of preventive medicine*, *39*(4), S. 379–388. https://doi.org/10.1016/j.amepre.2010.05.024

Wissenschaftliches Institut der AOK. (2014). *Arbeitsunfähigkeit bei erwerbstätigen AOK-Mitgliedern. (Jeweilige Arbeitsunfähigkeitsfälle und Arbeitsunfähigkeitstage als Anteil aller Fälle bzw. Tage). Gliederungsmerkmale: Jahre, Deutschland, Geschlecht, Wirtschaftszweig - WZ 2008, ICD-10.* Verfügbar unter: www.gbe-bund.de

World Health Organization. (2010). Global recommendations on physical activity for health. Zugriff am 24.11.2021. Verfügbar unter: https://www.who.int/dietphysicalactivity/global-PA-recs-2010.pdf

Zok, K. (2010). *Gesundheitliche Beschwerden und Belastungen am Arbeitsplatz. Ergebnisse aus Beschäftigtenbefragungen.* Berlin: KomPart.

5 Abbildungs- und Tabellenverzeichnis

5.1 Abbildungsverzeichnis

5.2 Tabellenverzeichnis

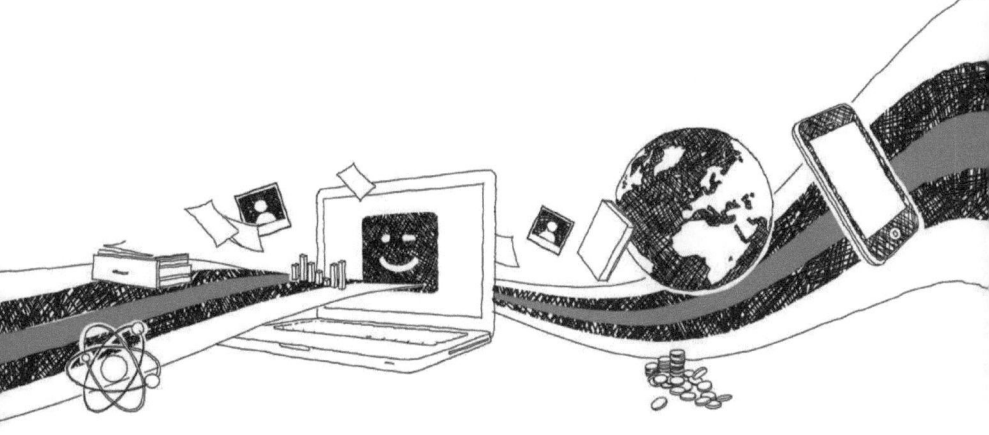
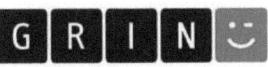